La Nuova Friggitrice ad Aria

Infallibili, Facili e Gustose Ricette Per La Friggitrice ad Aria Per Gustare I Tuoi Cibi Preferiti Senza Preoccuparsi Delle Calorie

Martina Barnini

Sommario

RICETTE PER LA COLAZIONE

1. Muffin all'uovo

Tempo di preparazione: 10 minuti

Tempo di cottura: 15 minuti

Porzioni: 12

INGREDIENTI:

- 9 uova
- ½ tazza di cipolla affettata
- 1 cucchiaio di olio d'oliva
- 230g di salsiccia macinata
- ¼ tazza di latte di cocco
- ½ cucchiaino di origano
- 1 ½ tazza di spinaci
- ¾ tazza di peperoni tritati
- Pepe
- Sale

INDICAZIONI:

1. Preriscaldare la friggitrice ad aria a 150°C.
2. Aggiungere la salsiccia macinata in una padella e far rosolare a fuoco medio per 5 minuti.
3. Aggiungere l'olio d'oliva, l'origano, il peperone e la cipolla e rosolare finché la cipolla non diventa traslucida.
4. Mettere gli spinaci nella padella e cuocere per 30 secondi.

5. Togliere la padella dal fuoco e mettere da parte.
6. In una terrina sbattere insieme le uova, il latte di cocco, il pepe e il sale finché non sono ben amalgamati.
7. Aggiungere la salsiccia e la miscela di verdure alla miscela di uova e mescolare bene.
8. Versare il composto di uova negli stampini in silicone per muffin e metterlo nel cestello della friggitrice ad aria. Non impilare, cuocere in lotti.
9. Cuocere i muffin per 15 minuti.
10. Servire e gustare.

NUTRIZIONE: Calorie 135 - Grassi 11 g - Carboidrati 1,5 g - Proteine 8 g

2. Calzone da colazione ai mirtilli

Tempo di preparazione: 5 minuti

Tempo di cottura: 15 minuti

Porzioni: 4

INGREDIENTI:

- ⅓ di tazza di farina integrale
- ¾ cucchiaino di lievito in polvere
- Un pizzico di sale marino
- ½ tazza di latte al 2%
- 2 cucchiai di sciroppo d'acero puro
- ½ cucchiaino di estratto di vaniglia
- Olio da cucina spray
- ½ tazza di mirtilli freschi
- ¼ di tazza di muesli, o muesli normale acquistato in negozio

INDICAZIONI:

1. In una ciotola media, sbattere la farina, il lievito e il sale. Aggiungere il latte, lo sciroppo d'acero e la vaniglia e frullare delicatamente, fino a quando non sono completamente amalgamati.
2. Preriscaldare l'unità selezionando BAKE, impostando la temperatura a 200°C e il tempo su 3 minuti. Selezionare START / STOP per avviare.
3. Spruzzare una teglia rotonda da 6 x 2 pollici con olio da cucina e versare la pastella nella padella. Ricoprire uniformemente con i mirtilli e il muesli.

4. Una volta preriscaldata l'unità, posizionare la padella nel cestello.
5. Selezionare BAKE, impostare la temperatura a 200°C e il tempo su 15 minuti. Selezionare START / STOP per iniziare.
6. Quando la cottura è completa, il calzone dovrebbe essere ben dorato e un coltello inserito al centro dovrebbe uscire pulito. Gustare semplice o condito con un po' di yogurt alla vaniglia.

NUTRIZIONE: Calorie 112 - Grassi 1g - Carboidrati 23g - Proteine 3g

3. Granola

Ricetta intermedia

Tempo di preparazione: 5 minuti

Tempo di cottura: 40 minuti

Porzioni: 2

INGREDIENTI:

- 1 tazza di fiocchi d'avena
- 3 cucchiai di sciroppo d'acero puro
- 1 cucchiaio di zucchero
- 1 cucchiaio di olio dal sapore neutro, come cocco raffinato, girasole o cartamo
- ¼ di cucchiaino di sale marino
- ¼ di cucchiaino di cannella in polvere
- ¼ di cucchiaino di estratto di vaniglia

INDICAZIONI:

1. Inserire il piatto frutta e verdura nel cestello e il cestello nell'unità. Preriscaldare l'unità selezionando BAKE, impostando la temperatura su 100°C e il tempo su 3 minuti. Selezionare START / STOP per iniziare.
2. In una ciotola media, mescolare l'avena, lo sciroppo d'acero, lo zucchero, l'olio, il sale, la cannella e la vaniglia fino a quando non sono completamente amalgamati. Trasferire il muesli in una teglia rotonda da 6x2 pollici.
3. Una volta preriscaldata l'unità, posizionare la padella nel cestello.

4. Selezionare BAKE, impostare la temperatura su 100°C e il tempo su 40 minuti. Selezionare START / STOP per iniziare. Dopo 10 minuti, mescolare bene il muesli. Riprendere la cottura, mescolando il muesli ogni 10 minuti, per un totale di 40 minuti, o fino a quando il muesli è leggermente dorato e per lo più asciutto.
5. Mettere il muesli su un piatto a raffreddare, quando la cottura è completa. Diventerà croccante mentre si raffredda. Conservare il muesli completamente raffreddato in un contenitore ermetico in un luogo fresco e asciutto per 1-2 settimane.
6. Suggerimento per la variazione: si può modificare questa ricetta per includere alcuni degli ingredienti preferiti di muesli, come frutta secca, diversi tipi di noci e persino golosità come gocce di cioccolato. Mescolarli dopo che il muesli è pronto, ma prima che sia completamente freddo.

NUTRIZIONE: Calorie 165 - Grassi 5 g - Carboidrati 27 g - Proteine 3 g

4. Muffin ai frutti di bosco

Tempo di preparazione: 15 minuti

Tempo di cottura: 15 minuti

Porzioni: 8

INGREDIENTI:

- 1⅓ tazze più 1 cucchiaio di farina 00, divisi
- ¼ di tazza di zucchero semolato
- 2 cucchiai di zucchero di canna chiaro
- 2 cucchiaini di lievito in polvere
- 2 uova
- ⅔ di tazza di latte intero
- ⅓ di tazza di olio di cartamo
- 1 tazza di frutti di bosco freschi misti

INDICAZIONI:

1. In una ciotola media, mescolare 1⅓ tazze di farina, lo zucchero semolato, lo zucchero di canna e il lievito fino a quando non saranno ben amalgamati.
2. In una piccola ciotola, sbattere le uova, il latte e l'olio finché non sono ben amalgamati. Mescolare il composto di uova con gli ingredienti secchi fino a quando non sono ben combinati.
3. In un'altra piccola ciotola, mescolare i frutti di bosco con il resto di 1 cucchiaio di farina fino a quando non sono ricoperti. Mescolare delicatamente i frutti di bosco nella pastella.
4. Due volte le 16 tazze di alluminio per muffin per fare 8 tazze.

5. Inserire il piatto frutta e verdura nel cestello e il cestello nell'unità. Preriscaldare l'unità selezionando BAKE, impostando la temperatura su 150°C e il tempo su 3 minuti. Selezionare START / STOP per iniziare.
6. Una volta che l'unità è preriscaldata, posizionare 4 tazze nel cestello e riempire ogni tre quarti con la pastella.
7. Selezionare BAKE, impostare la temperatura a 150°C e il tempo per 17 minuti. Selezionare START / STOP per iniziare.
8. Dopo circa 12 minuti, controllare i muffin. Se tornano indietro quando vengono toccati leggermente con il dito, sono pronti. In caso contrario, riprendere a cuocere. A cottura ultimata, trasferire i muffin su una gratella a raffreddare. Ripetere i passaggi 6, 7 e 8 con gli stampini e la pastella rimanenti. Lasciare raffreddare i muffin per 10 minuti prima di servire.

NUTRIZIONE: Calorie 230 - Grassi 11 g - Carboidrati 30 g - Proteine 4 g

5. Crostate casalinghe alla fragola

Tempo di preparazione: 15 minuti

Tempo di cottura: 20 minuti

Porzioni: 6

INGREDIENTI:

- 2 crostini refrigerati
- ½ tazza di confettura di fragole
- 1 cucchiaino di amido di mais
- Olio da cucina spray
- ½ tazza di yogurt magro alla vaniglia
- 30g di crema di formaggio a temperatura ambiente
- 3 cucchiai di zucchero a velo
- Codette arcobaleno per decorare

INDICAZIONI:

1. Posizionare i pezzi su una superficie piana. Tagliare ogni fetta in 3 rettangoli con un coltello o un tagliapizza, per un totale di 6. Eliminare l'eventuale pasta inutilizzata dai bordi della pasta frolla.
2. In una piccola ciotola, mescolare insieme le conserve e l'amido di mais. Mescolare bene, assicurandosi che non rimangano grumi di amido di mais.
3. Versare 1 cucchiaio della miscela di fragole sulla metà superiore di ogni pezzo di pasta frolla.
4. Piegare il fondo di ogni pezzo verso l'alto per racchiudere il ripieno. Premere lungo i bordi di ogni torta per sigillare usando il dorso di una forchetta.

5. Inserire il piatto frutta e verdura nel cestello e il cestello nell'unità. Preriscaldare l'unità selezionando cuocere, impostando la temperatura a 200°C e il tempo su 3 minuti. Selezionare START / STOP per iniziare.
6. Una volta preriscaldata l'unità, spruzzare olio da cucina sul piatto crisper. Lavorare in lotti, spruzzare le crostate della colazione con olio da cucina e disporle nel cestello in un unico strato. Non impilare le crostate.
7. Selezionare cuocere, impostare la temperatura a 200°C e il tempo su 10 minuti. Selezionare START / STOP per iniziare.
8. Quando la cottura è completa, le crostate dovrebbero essere di colore marrone dorato chiaro. Lasciar raffreddare completamente le crostate prima di toglierle dal cestello.
9. Ripetere i passaggi 5, 6, 7 e 8 per le rimanenti torte per la colazione.
10. In una piccola ciotola, mescolare insieme lo yogurt, la crema di formaggio e lo zucchero a velo. Cospargere le crostate della colazione con la glassa e cospargere con le codette arcobaleno.

NUTRIZIONE: Calorie 408 - Grassi 20,5 g - Carboidrati 56 g - Proteine 1 g

6. Patatine fritte con agnello al forno

Tempo di preparazione: 10 minuti

Tempo di cottura: 25 minuti

Porzioni: 2

INGREDIENTI

- 225g di agnello tritato
- 1 cucchiaio di prezzemolo tritato
- 2 cucchiaini di curry in polvere
- 1 pizzico di sale e pepe nero
- 450g di patate cotte schiacciate
- 30g formaggio grattugiato
- 45g patatine fritte schiacciate

INDICAZIONI:

1. Mescolare l'agnello, il curry in polvere, il condimento e il prezzemolo.
2. Distribuire questa miscela di agnello in una casseruola.
3. Completare la miscela di agnello con purè di patate, formaggio e patatine.
4. Premere il "pulsante di accensione" del forno per frittura ad aria e ruotare la manopola per selezionare la modalità "cuocere".
5. Premere il pulsante del tempo e ruotare nuovamente la manopola per impostare il tempo di cottura a 20 minuti.

6. Ora premere il pulsante TEMP e ruotare la manopola per impostare la temperatura a 200°C.
7. Una volta preriscaldata, mettere la pirofila nel forno e chiudere il coperchio.
8. Servire caldo.

NUTRIZIONE: Calorie 301 totali Grassi 15,8 g Grassi saturi 2,7 g Colesterolo 75 mg Sodio 189 mg Carboidrati totali 31,7 g Fibre 0,3 g Zucchero 0,1 g Proteine 28,2 g

7. Deliziosi fagioli verdi cremosi

Tempo di preparazione: 10 minuti

Tempo di cottura: 15 minuti

Porzioni: 2

INGREDIENTI:

- ½ tazza di panna
- 1 tazza di mozzarella sminuzzata
- ⅔ di tazza di parmigiano grattugiato
- Sale e pepe nero qb
- 900g di fagiolini
- 2 cucchiaini di scorza di limone grattugiata
- Un pizzico di peperoncino a scaglie

INDICAZIONI:

1. Mettere i fagioli in un piatto adatto alla friggitrice ad aria, aggiungere panna, sale, pepe, scorza di limone, scaglie di pepe, mozzarella e parmigiano; mescolare, introdurre nella friggitrice e cuocere a 200°C per 15 minuti.
2. Impiattare e servire subito.
3. Buon divertimento!

NUTRIZIONE: Calorie 231 Grassi 6 Fibre 7 Carboidrati 8 Proteine 5

8. Polpette di pollo al parmigiano

Tempo di preparazione: 10 minuti

Tempo di cottura: 12 minuti

Porzioni: 2

INGREDIENTI:

- 450g pollo allevato a terra
- 1 uovo grande sbattuto
- ½ tazza di parmigiano grattugiato
- ½ tazza di cotiche di maiale macinate
- 1 cucchiaino di aglio in polvere
- 1 cucchiaino di paprica
- 1 cucchiaino di sale kosher
- ½ cucchiaino di pepe
- Crosta:
- ½ tazza di cotiche di maiale macinate

INDICAZIONI:

1. Inserire tutti gli ingredienti delle polpette in una ciotola e mescolare bene.
2. Preparare delle polpettine di carne e arrotolarle nelle cotiche.
3. Posizionare le polpette rivestite nel cestello della friggitrice ad aria.
4. Premere il "pulsante di accensione" del forno per frittura ad aria e ruotare la manopola per selezionare la modalità "cuocere".

5. Premere il pulsante del tempo e ruotare nuovamente la manopola per impostare il tempo di cottura a 12 minuti.
6. Ora premere il pulsante TEMP e ruotare la manopola per impostare la temperatura a 200°C.
7. Una volta preriscaldato, posizionare il cestello della friggitrice ad aria all'interno e chiudere il coperchio.
8. Servire caldo.

NUTRIZIONE: Calorie 529 totali Grassi 17 g Grassi saturi 3 g Colesterolo 65 mg Sodio 391 mg Carboidrati totali 55 g Fibre 6 g Zucchero 8 g Proteine 41 g

9. Mix di broccoli per il pranzo

Tempo di preparazione: 5 minuti

Tempo di cottura: 20 minuti

Porzioni: 2

INGREDIENTI:

- 2 teste di broccoli, fiori separati
- 2 cucchiaini di paprica dolce
- Succo di ½ limone
- 1 cucchiaio di olio d'oliva
- Sale e pepe nero qb
- 1 cucchiaio di semi di sesamo
- 3 spicchi d'aglio tritati
- ½ tazza di pancetta cotta e sbriciolata

INDICAZIONI:

1. Nella padella della friggitrice ad aria, mescolare tutti gli ingredienti tranne la pancetta, coprire e cuocere a 200°C per 15 minuti.
2. Aggiungere la pancetta e cuocere per altri 5 minuti.
3. Dividere tra i piatti e servire.

NUTRIZIONE: Calorie 251 Grassi 7 Fibre 4 Carboidrati 9 Proteine 5

10. Gustoso Okra

Tempo di preparazione: 10 minuti

Tempo di cottura: 12 minuti

Porzioni: 2

INGREDIENTI:

- 225g di okra estremità tagliate e affettate
- 1 cucchiaino di olio d'oliva
- ½ cucchiaino di mango in polvere
- ½ cucchiaino di peperoncino in polvere
- ½ cucchiaino di coriandolo macinato
- ½ cucchiaino di cumino macinato
- ⅛ cucchiaino di pepe
- ¼ cucchiaino di sale

INDICAZIONI:

1. Preriscaldare la friggitrice ad aria a 200°C.
2. Aggiungere tutti gli ingredienti nella ciotola grande e mescolare bene.
3. Spruzzare il cestello della friggitrice ad aria con spray da cucina.
4. Trasferire la miscela di okra nel cestello della friggitrice ad aria e cuocere per 10 minuti. Agitare il cestello a metà cottura.

5. Mescolare bene l'okra e cuocere per altri 2 minuti.
6. Servire e gustare.

NUTRIZIONE: Calorie 70 Grassi 2,8 g Carboidrati 9,1 g Zucchero 1,7 g Proteine 2,4 g Colesterolo 0 mg

RICETTE PER LA CENA

11. Ricetta di pollo alla griglia dalla Grecia

Tempo di preparazione: 5 minuti

Tempo di cottura: 24 minuti

Porzioni: 2

INGREDIENTI:

- 1 contenitore (230g) di yogurt bianco senza Grassi
- 2 cucchiai di succo di limone fresco
- 2 cucchiaini di origano essiccato
- Metà di petto di pollo disossata e senza pelle da 450g - tagliata a pezzi da 1 pollice
- 1 cipolla rossa grande tagliata a spicchi
- ½ cucchiaino di scorza di limone
- ½ cucchiaino di sale
- 1 peperone verde grande tagliato a pezzi da 1 ½ pollice
- ⅓ di tazza di feta sbriciolata con basilico e pomodori secchi
- ¼ cucchiaino di pepe nero macinato
- ¼ cucchiaino di rosmarino essiccato tritato

INDICAZIONI:

1. In un piatto fondo mescolare bene il rosmarino, il pepe, il sale, l'origano, il succo di limone, la scorza di limone, il formaggio feta e lo yogurt. Aggiungere il pollo e

mescolare bene per ricoprire. Marinare nella ref per 3 ore.

2. Infilare il peperone, la cipolla e i pezzi di pollo negli spiedini. Mettere su una griglia per spiedini.
3. Per 12 minuti, cuocerlo a 200°C. Girare gli spiedini a metà cottura. Se necessario, cuocere in lotti.
4. Servire e gustare.

NUTRIZIONE: Calorie 242 Carboidrati 12,3 g Proteine 31,0 g Grassi 7,5 g

12. Pollo glassato con ananas

Tempo di preparazione: 5 minuti

Tempo di cottura: 20 minuti

Porzioni: 2

INGREDIENTI:

- ¼ di tazza di succo di ananas
- ¼ cucchiaino di pepe
- ½ tazza di zucchero di canna
- ½ tazza di salsa di soia
- ½ cucchiaino di sale
- 1 peperone verde tagliato a cubetti da 1 pollice
- 1 peperone rosso tagliato a cubetti da 1 pollice
- 1 cipolla rossa tagliata a cubetti da 1 pollice
- 1 cucchiaio di amido di mais
- 1 cucchiaio di acqua
- 1 peperone rosso giallo tagliato a cubetti da 1 pollice
- 2 petti di pollo disossati e senza pelle tagliati a cubetti da 1 pollice
- 2 tazze di ananas fresco tagliato a cubetti da 1 pollice
- 2 spicchi d'aglio tritati
- Cipolle verdi per guarnire

INDICAZIONI:

1. In una casseruola portare a ebollizione sale, pepe, aglio, succo d'ananas, salsa di soia e zucchero di canna. In una piccola ciotola sbatti bene l'amido di mais e l'acqua. Mescolare lentamente e costantemente in padella. Cuocere a fuoco lento finché non si è addensato, circa 3 minuti. Conservare ¼ di tazza di salsa per imbastire.
2. In un piatto basso, mescolare bene il pollo e la salsa addensata rimanente. Mescolare bene per ricoprire. Marinare nella ref per mezz'ora.
3. Infilare i pezzi di peperone, cipolla, ananas e pollo negli spiedini. Mettere sulla griglia per spiedini nella friggitrice ad aria.
4. Per 10 minuti, cuocere a 200°C. Girare gli spiedini a metà cottura e ungere con la salsa. Se necessario, cuocere in lotti.
5. Servire e gustare con una spolverata di cipolle verdi.

NUTRIZIONE: Calorie 391 Carboidrati 58,7 g Proteine 31,2 g Grassi 3,4 g

13. Polpette di tacchino alla griglia con salsa di mirtilli rossi

Tempo di preparazione: 5 minuti

Tempo di cottura: 20 minuti

Porzioni: 4

INGREDIENTI:

- 1 cucchiaio e mezzo di acqua
- 2 cucchiaini di aceto di sidro
- 1 cucchiaino sale a piacere
- 450g di tacchino macinato
- 1 cucchiaio e mezzo di salsa barbecue
- ⅓ di tazza di salsa di mirtilli rossi
- Pancetta macinata da 115g

INDICAZIONI:

1. In una ciotola mescolare bene con le mani il tacchino, la pancetta macinata e un cucchiaino. di sale. Formare uniformemente 16 palline di uguali dimensioni.
2. In una piccola casseruola far bollire la salsa di mirtilli rossi, la salsa barbecue, l'acqua, l'aceto di sidro e un pizzico o due di sale. Mescolare bene e cuocere a fuoco lento per 3 minuti.

3. Infilare le polpette negli spiedini e ungere con salsa di mirtilli. Mettere sulla griglia per spiedini nella friggitrice ad aria.
4. Per 15 minuti, cuocere a 200°C. Ogni 5 minuti di cottura, rigirare gli spiedini e ungere con la salsa. Se necessario, cuocere in lotti.
5. Servire e gustare.

NUTRIZIONE: Calorie 217 Carboidrati 11,5 g Proteine 28,0 g Grassi 10,9 g

14. Toast francese ai mirtilli

Tempo di preparazione: 5 minuti

Tempo di cottura: 40 minuti

Porzioni: 5

INGREDIENTI:

- 1 confezione (230g) di crema di formaggio, tagliata a cubetti da 1 pollice
- 1 tazza di mirtilli freschi
- 1 tazza di latte
- 1 cucchiaio di amido di mais
- ½ tazza d'acqua
- ½ tazza di zucchero bianco
- ½ cucchiaino di estratto di vaniglia
- 1½ cucchiaini di burro
- 2 cucchiai e 2 cucchiaini di sciroppo d'acero
- 6 uova sbattute
- 6 fette di pane vecchio di un giorno, tagliate a cubetti da 1 pollice

INDICAZIONI:

1. Ungere leggermente la teglia della friggitrice ad aria con uno spray da cucina.
2. Distribuire uniformemente metà del pane sul fondo della padella. Cospargere

uniformemente la crema di formaggio e ½ tazza di mirtilli. Aggiungere il pane rimanente in cima.

3. In una grande ciotola sbattere bene le uova, il latte, lo sciroppo e l'estratto di vaniglia. Versare la miscela sopra il pane.
4. Coprire la teglia della friggitrice con un foglio di alluminio e conservare in frigorifero per una notte.
5. Preriscaldare la friggitrice ad aria a 150°C.
6. Cuocere per 25 minuti coperto con carta stagnola, rimuovere la pellicola e cuocere per altri 20 minuti, o fino a quando la metà sarà impostata.
7. Nel frattempo, preparare la salsa mescolando in una casseruola l'amido di mais, l'acqua e lo zucchero e portare a ebollizione. Mescolare i mirtilli rimanenti e cuocere a fuoco lento fino a quando si saranno addensati e non saranno scoppiati.
8. Servire e gustare con sciroppo di mirtilli.

NUTRIZIONE: Calorie 492 Carboidrati 51,9 g Proteine 15,1 g Grassi 24,8 g

15. Casseruola di broccoli e riso con formaggio

Tempo di preparazione: 5 minuti

Tempo di cottura: 30 minuti

Porzioni: 4

INGREDIENTI:

- 280g di pollo asciutto
- 1 tazza di riso istantaneo crudo
- 1 tazza d'acqua
- ½ (300g) crema condensata di zuppa di pollo
- ½ (300g) crema condensata di zuppa di funghi
- ½ tazza di latte
- ½ cipolla bianca piccola tritata
- Cibo a base di formaggio fuso da 225g
- 2 cucchiai di burro
- 230g di broccoli tritati congelati

INDICAZIONI:

1. Ungere leggermente la teglia della friggitrice ad aria con uno spray da cucina. Aggiungere l'acqua e portare a ebollizione a 200°C. Mescolare il riso e cuocere per 3 minuti.
2. Mescolare bene il formaggio fuso, la cipolla, i broccoli, il latte, il burro, la zuppa di pollo, la

zuppa di funghi e il pollo. Cuocere per 15 minuti a 200°C, farcire la miscela e continuare la cottura per altri 10 minuti finché le parti superiori non saranno dorate. Servire e gustare.

NUTRIZIONE: Calorie 752 Carboidrati 82,7 g Proteine 36,0 g Grassi 30,8 g

16. Broccoli al lime

Tempo di preparazione: 10 minuti

Tempo di cottura: 20 minuti

Porzioni: 4

INGREDIENTI:

- 1 cucchiaio di olio di avocado
- cimette di broccoli da 450g
- 1 cucchiaio di zenzero grattugiato
- Un pizzico di sale e pepe nero
- Succo di 1 lime

INDICAZIONI:

1. Nel cestello della friggitrice ad aria, unire i broccoli con l'olio e gli altri ingredienti, mescolare e cuocere a 200°C per 20 minuti.
2. Dividere il composto tra i piatti e servire.

NUTRIZIONE: Calorie 182 Grassi 4 Fibre 3 Carboidrati 11 Proteine 4

17. Asparagi Cajun

Tempo di preparazione: 5 minuti

Tempo di cottura: 5 minuti

Porzioni: 4

INGREDIENTI:

- 1 cucchiaino di olio extravergine di oliva
- 1 mazzetto di asparagi mondati
- ½ cucchiaio di condimento cajun

INDICAZIONI:

1. In una ciotola mescolare gli asparagi con l'olio e il condimento cajun; ricoprire bene gli asparagi.
2. Mettere gli asparagi nella friggitrice ad aria e cuocere a 200°C per 5 minuti.
3. Dividere tra i piatti e servire.

NUTRIZIONE: Calorie 151 Grassi 3 Fibre 4 Carboidrati 9 Proteine 4

18. Insalata di zucca

Tempo di preparazione: 5 minuti

Tempo di cottura: 12 minuti

Porzioni: 4

INGREDIENTI:

- 1 zucca butternut a cubetti
- 2 cucchiai di aceto balsamico
- 1 mazzetto di coriandolo tritato
- Sale e pepe nero qb
- 1 cucchiaio di olio d'oliva

INDICAZIONI:

1. Mettere la zucca nella friggitrice ad aria e aggiungere il sale, il pepe e l'olio; mescolare bene.
2. Cuocere a 200°C per 12 minuti.
3. Trasferire la zucca in una ciotola, aggiungere l'aceto e il coriandolo, mescolare.
4. Servire e gustare!

NUTRIZIONE: Calorie 151 Grassi 4 Fibre 7 Carboidrati 11 Proteine 8

19. Miscela cremosa di zucca

Tempo di preparazione: 5 minuti

Tempo di cottura: 12 minuti

Porzioni: 6

INGREDIENTI:

- 1 zucca grande tagliata grossolanamente a cubetti
- 1 tazza di panna acida
- Sale e pepe nero qb
- 1 cucchiaio di prezzemolo tritato
- Un filo d'olio d'oliva

INDICAZIONI:

1. Mettere la zucca nella friggitrice ad aria, aggiungere sale e pepe e strofinare con l'olio.
2. Cuocere a 200°C per 12 minuti.
3. Trasferire la zucca in una ciotola e aggiungere la panna e il prezzemolo.
4. Mescolare e servire.

NUTRIZIONE: Calorie 200 Grassi 7 Fibre 6 Carboidrati 11 Proteine 7

20. Carote arancioni

Tempo di preparazione: 5 minuti

Tempo di cottura: 15 minuti

Porzioni: 4

INGREDIENTI:

- 680g di carotine
- 2 cucchiaini di scorza d'arancia
- 2 cucchiai di aceto di sidro
- ½ tazza di succo d'arancia
- Una manciata di prezzemolo tritato
- Un filo d'olio d'oliva

INDICAZIONI:

1. Mettere le carotine nel cestello della friggitrice, aggiungere la scorza d'arancia e l'olio e strofinare bene le carote.
2. Cuocere a 200°C per 15 minuti.
3. Trasferire le carote in una ciotola, quindi aggiungere l'aceto, il succo d'arancia e il prezzemolo.
4. Mescolare, servire e divertirsi!

NUTRIZIONE: Calorie 151 Grassi 6 Fibre 6 Carboidrati 11 Proteine 5

21. Insalata di pomodori

Tempo di preparazione: 5 minuti

Tempo di cottura: 5 minuti

Porzioni: 8

INGREDIENTI:

- 1 cipolla rossa affettata
- 60g di formaggio feta sbriciolato
- Sale e pepe nero qb
- 1 litro di pomodorini misti tagliati a metà
- 60g di noci pecan
- 2 cucchiai di olio d'oliva

INDICAZIONI:

1. Nella friggitrice ad aria, mescolare i pomodori con il sale, il pepe, le cipolle e l'olio.
2. Cuocere a 200°C per 5 minuti.
3. Trasferire in una ciotola e aggiungere le noci pecan e il formaggio.
4. Mescolare e servire.

NUTRIZIONE: Calorie 151 Grassi 4 Fibre 6 Carboidrati 9 Proteine 4

22. Carciofi all'olio di cocco

Tempo di preparazione: 10 minuti

Tempo di cottura: 13 minuti

Porzioni: 4

INGREDIENTI:

- 450g di carciofi
- 1 cucchiaio di olio di cocco
- 1 cucchiaio di acqua
- ½ cucchiaino di aglio tritato
- ¼ di cucchiaino di pepe di Caienna

INDICAZIONI:

1. Mondare le estremità dei carciofi, bagnarli con l'acqua e strofinarli con l'aglio tritato.
2. Cospargere con il pepe di Caienna e l'olio di cocco.
3. Quindi avvolgere i carciofi nella pellicola e metterli nel cestello della friggitrice ad aria.
4. Cuocere per 10 minuti a 200°C.
5. Togliere quindi i carciofi dalla carta stagnola e farli cuocere per altri 3 minuti a 200°C.
6. Trasferire i carciofi cotti nei piatti da portata e lasciar raffreddare un po'.
7. Servire!

NUTRIZIONE: Calorie 83 Grassi 3.6 Fibre 6.2 Carboidrati 12.1 Proteine 3.7

23. Funghi Arrostiti

Tempo di preparazione: 10 minuti

Tempo di cottura: 5 minuti

Porzioni: 2

INGREDIENTI:

- 340g di cappelli a fungo
- ¼ di tazza di aneto fresco tritato
- ¼ di cucchiaino di cipolla tritata
- 1 cucchiaino di olio d'oliva
- ¼ di cucchiaino di curcuma

INDICAZIONI:

1. Unire l'aneto e la cipolla tritati.
2. Aggiungere la curcuma e mescolare la miscela.
3. Successivamente, aggiungere l'olio d'oliva e mescolare fino ad ottenere un composto omogeneo.
4. Quindi riempire i cappelli di funghi con la miscela di aneto e metterli nel cestello della friggitrice ad aria.
5. Cuocere i funghi per 5 minuti a 200°C.
6. Quando le verdure saranno cotte, lasciarle raffreddare a temperatura ambiente prima di servire.

NUTRIZIONE: Calorie 73 Grassi 3.1 Fibre 2.6 Carboidrati 9.2 Proteine 6.6

24. Purè di patate

Tempo di preparazione: 10 minuti

Tempo di cottura: 10 minuti

Porzioni: 5

INGREDIENTI:

- 450g di patate dolci
- 1 cucchiaino di olio d'oliva
- 1 cucchiaio di latte di mandorle
- ¾ cucchiaino di sale
- 1 cucchiaino di prezzemolo essiccato

INDICAZIONI:

1. Pelare le patate dolci e tritarle.
2. Mettere le patate tritate nel cestello della friggitrice e cospargere con il sale e il prezzemolo essiccato.
3. Aggiungere l'olio d'oliva e mescolare il composto.
4. Cuocere a 200°C per 10 minuti, mescolando due volte durante la cottura.
5. Quando le patate dolci sono cotte, frullare bene con un frullatore a immersione fino a che non risultano omogenee.
6. Aggiungere il latte di mandorle e mescolare accuratamente.
7. Servire e gustare!

NUTRIZIONE: Calorie 120 Grassi 1.8 Fibre 3.6 Carboidrati 25.1 Proteine 1.4

25. Riso al cavolfiore

Tempo di preparazione: 10 minuti

Tempo di cottura: 12 minuti

Porzioni: 4

INGREDIENTI:

- 400g di cavolfiori
- 1 cucchiaio di olio di cocco
- 2 cucchiai di prezzemolo fresco tritato

INDICAZIONI:

1. Lavare accuratamente le teste di cavolfiore e tagliarle a pezzetti di riso.
2. Mettere il cavolfiore nella friggitrice ad aria e aggiungere l'olio di cocco.
3. Mescolare bene e cuocere per 10 minuti a 200°C.
4. Aggiungere quindi il prezzemolo fresco e mescolare bene.
5. Cuocere il riso al cavolfiore per altri 2 minuti a 200°C.
6. Dopodiché, mescolare delicatamente il riso al cavolfiore e servire immediatamente.

NUTRIZIONE: Calorie 55 Grassi 3,5 Fibre 2,5 Carboidrati 5,4 Proteine 2

26. Cavolo tritato

Tempo di preparazione: 15 minuti

Tempo di cottura: 15 minuti

Porzioni: 4

INGREDIENTI:

- 425g di cavolo
- ¼ cucchiaino di sale
- ¼ di tazza di brodo di pollo
- ½ cucchiaino di paprica

INDICAZIONI:

1. Tagliare il cavolo cappuccio e cospargerlo di sale e paprica.
2. Mescolare il cavolo e lasciarlo riposare per 10 minuti.
3. Quindi trasferire il cavolo cappuccio nel cestello della friggitrice ad aria e aggiungere il brodo di pollo.
4. Cuocere il cavolo per 15 minuti a 120°C, mescolando a metà cottura.
5. Quando il cavolo è morbido, è pronto.
6. Servire immediatamente, ancora caldo.

NUTRIZIONE: Calorie: 132 Grassi: 2,1 Carboidrati: 32,1 Proteine: 1,78

27. Ricetta di porri fritti

Tempo di preparazione: 5 minuti

Tempo di cottura: 10 minuti

Porzioni: 4

INGREDIENTI:

- 4 porri, estremità tagliate e dimezzate
- 1 cucchiaio burro fuso
- 1 cucchiaio succo di limone
- Sale e pepe nero qb

INDICAZIONI:

1. Rivestire i porri con burro fuso, insaporire con sale e pepe, mettere nella friggitrice ad aria e cuocere a 200°C, per 7 minuti.
2. Disporre su un piatto da portata, cospargere di succo di limone e servire.

NUTRIZIONE: Calorie: 100 Grassi: 4 Fibra: 2 Carboidrati: 6 Proteine: 2

28. Pollo mediterraneo

Tempo di preparazione: 10 minuti

Tempo di cottura: 35 minuti

Porzioni: 6

INGREDIENTI:

- 1,8kg pollo intero tagliato a pezzi
- 2 cucchiaini di sommacco macinato
- 2 spicchi d'aglio tritati
- 2 limoni affettati
- 2 cucchiai di olio d'oliva
- 1 cucchiaino di scorza di limone
- 2 cucchiaini di sale kosher

INDICAZIONI:

1. Strofinare il pollo con olio, sommacco, scorza di limone e sale. Mettere in frigorifero per 2-3 ore.
2. Aggiungere il limone affettato nella parte superiore del cestello della friggitrice ad aria con il pollo marinato.
3. Cuocere a 200°C per 35 minuti.
4. Servire e gustare.

NUTRIZIONE: Calorie 616 Grassi 27 g Carboidrati 0,4 g Zucchero 0 g Proteine 87 g Colesterolo 269 mg

29. Ali di pollo asiatiche

Tempo di preparazione: 10 minuti

Tempo di cottura: 30 minuti

Porzioni: 2

INGREDIENTI:

- 4 ali di pollo
- ¾ cucchiai di spezie cinesi
- 1 cucchiaio di salsa di soia
- 1 cucchiaino di spezie miste
- Pepe
- Sale

INDICAZIONI:

1. Aggiungere le ali di pollo nella ciotola. Aggiungere gli ingredienti rimanenti e mescolare per ricoprire.
2. Trasferire le ali di pollo nel cestello della friggitrice ad aria.
3. Cuocere a 200°C per 15 minuti.
4. Girare il pollo da un altro lato e cuocere per altri 15 minuti.
5. Servire e gustare.

NUTRIZIONE: Calorie 560 Grassi 21 g Carboidrati 0,5 g Zucchero 0,2 g Proteine 86 g Colesterolo 134 mg

30. Deliziose fajitas di pollo

Tempo di preparazione: 10 minuti

Tempo di cottura: 15 minuti

Porzioni: 4

INGREDIENTI:

- 4 petti di pollo
- 1 cipolla affettata
- 1 peperone affettato
- 1 ½ cucchiaio di condimento per fajita
- 2 cucchiai di olio d'oliva
- ¾ tazza di formaggio parmigiano sminuzzato

INDICAZIONI:

1. Preriscaldare la friggitrice ad aria a 200°C.
2. Cospargere il pollo con olio e strofinare con il condimento.
3. Mettere il pollo nella teglia della friggitrice ad aria e guarnire con peperoni e cipolla.
4. Cuocere per 15 minuti.
5. Completare con il formaggio grattugiato e cuocere per 1-2 minuti finché il formaggio non si sarà sciolto.
6. Servire e gustare.

NUTRIZIONE: Calorie 425 Grassi 23 g Carboidrati 7 g Zucchero 2 g Proteine 45 g Colesterolo 142 mg

31. Ali di pollo succose e speziate

Tempo di preparazione: 10 minuti

Tempo di cottura: 25 minuti

Porzioni: 4

INGREDIENTI:

- 900g ali di pollo
- 340g di salsa piccante
- 1 cucchiaino di salsa Worcestershire
- 1 cucchiaino di tabasco
- 6 cucchiai di burro sciolto

INDICAZIONI:

1. Spruzzare il cestello della friggitrice ad aria con spray da cucina.
2. Aggiungere le ali di pollo nel cestello della friggitrice ad aria e cuocere a 200°C per 25 minuti. Agitare il cestello ogni 5 minuti.
3. Nel frattempo, in una ciotola, mescolare la salsa piccante, la salsa Worcestershire e il burro. Mettere da parte.
4. Aggiungere le ali di pollo nella salsa e mescolare bene.
5. Servire e gustare.

NUTRIZIONE: Calorie 595 Grassi 35 g Carboidrati 1 g Zucchero 1 g Proteine 65 g Colesterolo 142 mg

RICETTE RICETTE DI FRUTTI DI MARE

32. Polpette di salmone con friggitrice ad aria

Preparazione: 8 minuti

Tempo di cottura: 7 minuti

Porzioni: 4

INGREDIENTI:

- 1 cucchiaio olio d'oliva
- 1 cucchiaio Ghee
- ¼ di cucchiaino sale
- ⅛ cucchiaino pepe
- 1 uovo
- 1 cucchiaio farina di mandorle
- 1 lattina di salmone rosa dell'Alaska selvatico

INDICAZIONI:

1. Scolare il barattolo di salmone in una ciotola e conservare il liquido. Scartare la pelle e le ossa.
2. Aggiungere sale, pepe e uova al salmone, mescolando bene con le mani per incorporare. Preparare delle polpette.

3. Aggiungere la farina e l'uovo rimanente. Se sembra asciutto, versare il liquido di salmone riservato dalla lattina sulle polpette.
4. Versare le polpette nella griglia del forno. Posizionare la griglia sul ripiano centrale del forno con friggitrice ad aria. Impostare la temperatura a 200°C e il tempo su 7 minuti. Cuocere 7 minuti fino a doratura, assicurandosi di girare una volta durante il processo di cottura.

NUTRIZIONE: Calorie: 437 Carboidrati: 55 Grasso: 12 g Proteine: 24 g Zucchero: 2 g

33. Fish and chips in pastella di birra

Tempo di preparazione: 5 minuti

Tempo di cottura: 30 minuti

Porzioni: 4

INGREDIENTI:

- 2 uova
- 1 tazza di birra maltata, come la nastro azzurro
- 1 tazza di farina per tutti gli usi
- ½ tazza di amido di mais
- 1 cucchiaino di aglio in polvere
- Sale
- Pepe
- Olio da cucina
- 120g di filetti di merluzzo

INDICAZIONI:

1. In una ciotola media, sbattere le uova con la birra. In un'altra ciotola media, unire la farina e l'amido di mais e condire con l'aglio in polvere, sale e pepe a piacere.
2. Spruzzare il cestello della friggitrice ad aria con olio da cucina.

3. Immergere ogni filetto di merluzzo nella miscela di farina e amido di mais e poi nella miscela di uova e birra. Immergere una seconda volta il merluzzo nella farina e nell'amido di mais.
4. Mettere il merluzzo nel forno della friggitrice ad aria. Non impilare, cuocere in lotti. Spruzzare con olio da cucina. Cuocere per 8 minuti.
5. Aprire il forno della friggitrice ad aria e capovolgere il merluzzo. Cuocere per altri 7 minuti.
6. Rimuovere il merluzzo cotto dalla friggitrice, quindi ripetere i passaggi 4 e 5 per i filetti rimanenti.
7. Servire con patatine fritte surgelate fritte all'aria. Le patatine surgelate dovranno essere cotte per 18-20 minuti a 200°C.
8. Raffreddare prima di servire.

NUTRIZIONE: Calorie: 325 Carboidrati: 41 Grasso: 4 g Proteine: 26 g Fibre: 1g

34. Salmone fritto ad aria

Tempo di preparazione: 5 minuti

Tempo di cottura: 10 minuti

Porzioni: 2

INGREDIENTI:

- ½ cucchiaino sale
- ½ cucchiaino polvere d'aglio
- ½ cucchiaino paprica affumicata
- Salmone

INDICAZIONI:

1. Mescolare le spezie e cospargere sul salmone.
2. Mettere il salmone condito nel forno della friggitrice ad aria.
3. Versare nella griglia del forno. Posizionare la griglia sul ripiano centrale del forno con friggitrice ad aria. Impostare la temperatura su 200°C e il tempo su 10 minuti.

NUTRIZIONE: Calorie: 185 Grasso: 11 g Proteine: 21 g Zucchero: 0 g

35. Bastoncini di pesce indiani

Tempo di preparazione: 35 minuti

Tempo di cottura: 15 minuti

Porzioni: 4

INGREDIENTI:

- Filetto di pesce da 225g
- 1 cucchiaio di foglie di menta fresca tritate finemente o eventuali erbe aromatiche fresche
- ⅓ di tazza di pangrattato
- 1 cucchiaino di pasta all'aglio allo zenzero, o polvere di zenzero e aglio
- 1 peperoncino verde piccante tritato finemente
- ½ cucchiaino di paprica
- Un pizzico generoso di pepe nero
- Sale qb
- ¾ cucchiai di succo di limone
- ¾ cucchiaini di garam masala in polvere
- ⅓ cucchiaino di rosmarino
- 1 uovo

INDICAZIONI:

1. Iniziare rimuovendo la pelle dal pesce, lavarlo e asciugarlo tamponando. Tagliare il pesce a bastoncini.

2. In una ciotola media mescolare tutti gli ingredienti tranne il pesce, la menta e il pangrattato. Aiutarsi con le dita per la miscela, poi conservare in frigorifero per 30 minuti.
3. Togliere la ciotola dal frigorifero e incorporare le foglie di menta.
4. In una ciotola a parte sbattere l'uovo, versare il pangrattato in una terza ciotola. Immergere le dita nella ciotola delle uova e poi gettare nella ciotola del pangrattato.
5. Versare nella griglia del forno. Posizionare la griglia sul ripiano centrale del forno con friggitrice ad aria. Impostare la temperatura a 200°C e il tempo a 15 minuti, muovere a metà cottura.

NUTRIZIONE: Calorie: 187 Grasso: 7 g Proteine: 11 g Fibre: 1g

RICETTE DI CARNE

36. . Bistecca di gonna speziata e alle erbe

Tempo di preparazione: 15 minuti

Tempo di cottura: 10 minuti

Porzioni: 4 porzioni

INGREDIENTI:

- 3 spicchi d'aglio tritati
- 1 tazza di foglie di prezzemolo fresco tritate finemente
- 3 cucchiai di origano fresco tritato finemente
- 3 cucchiai di foglie di menta fresca tritate finemente
- 1 cucchiaio di cumino macinato
- 2 cucchiaini di paprica affumicata
- 1 cucchiaino di pepe di Caienna
- 1 cucchiaino di peperoncino a scaglie schiacciato
- Sale e pepe nero macinato qb
- ¾ tazza di olio d'oliva
- 3 cucchiai di aceto di vino rosso
- 2 (230g) bistecche di gonna

INDICAZIONI:

1. In una ciotola mescolare l'aglio, le erbe aromatiche, le spezie, l'olio e l'aceto.
2. In un sacchetto richiudibile, mettere ¼ di tazza di miscela di erbe e bistecche.
3. Sigillare il sacchetto e agitarlo per coprire bene.
4. Mettere in frigorifero per circa 24 ore.
5. Conservare la miscela di erbe rimanenti in frigorifero.
6. Togliere le bistecche dal frigo e metterle a temperatura ambiente per circa 30 minuti.
7. Impostare la temperatura della friggitrice ad aria a 200°C. Ungere un cestello della friggitrice ad aria.
8. Disporre le bistecche nel cestello della friggitrice ad aria preparato.
9. Friggere all'aria per circa 8-10 minuti.
10. Togliere dalla friggitrice ad aria e posizionare le bistecche su un tagliere 10 minuti prima di affettarle.
11. Tagliare ogni bistecca in fette della dimensione desiderata e trasferirla sul piatto da portata.
12. Condire con la miscela di erbe riservata e servire.

NUTRIZIONE: Calorie: 561 Carboidrati: 6,1 g Proteine: 31,9 g Grassi: 50,3 g Zucchero: 0,6 g Sodio: 100 mg

37. Bistecca con peperoni

Tempo di preparazione: 20 minuti

Tempo di cottura: 22 minuti

Porzioni: 4 porzioni

INGREDIENTI:

- 1 cucchiaino di origano essiccato tritato
- 1 cucchiaino di cipolla in polvere
- 1 cucchiaino di aglio in polvere
- 1 cucchiaino di peperoncino rosso in polvere
- 1 cucchiaino di paprica
- Sale qb
- 570g di bistecca di manzo tagliata a listarelle sottili
- 2 peperoni verdi privati dei semi e tagliati a cubetti
- 1 peperone rosso privato dei semi e tagliato a cubetti
- 1 cipolla rossa affettata
- 2 cucchiai di olio d'oliva

INDICAZIONI:

1. In una grande ciotola mescolare insieme l'origano e le spezie.

2. Aggiungere le strisce di manzo, i peperoni, la cipolla e l'olio. Mescolare fino a quando non si amalgama bene.
3. Impostare la temperatura della friggitrice ad aria a 200°C. Ungere un cestello della friggitrice ad aria.
4. Disporre la miscela di strisce di bistecca nel cestello della friggitrice ad aria preparato, facendo 2 lotti.
5. Friggere all'aria per circa 10-11 minuti o fino a cottura completa.
6. Togliere dalla friggitrice ad aria e trasferire la miscela di bistecche sui piatti da portata.
7. Servire subito.

NUTRIZIONE: Calorie: 372 Carboidrati: 11,2 g Proteine: 44,6 g Grassi: 16,3 g Zucchero: 6,2 g Sodio: 143 mg

38. Filet mignon al burro

Tempo di preparazione: 10 minuti

Tempo di cottura: 14 minuti

Porzioni: 4 porzioni

INGREDIENTI:

- 2 (170g) bistecche di filet mignon
- 1 cucchiaio di burro ammorbidito
- Sale e pepe nero macinato qb

INDICAZIONI:

1. Rivestire uniformemente ogni bistecca con burro e poi condire con sale e pepe nero.
2. Impostare la temperatura della friggitrice ad aria a 200°C. Ungere un cestello della friggitrice ad aria.
3. Disporre le bistecche nel cestello della friggitrice ad aria preparato.
4. Friggere all'aria per circa 14 minuti, girando una volta a metà cottura.
5. Togliere dalla friggitrice ad aria e trasferire sui piatti da portata.
6. Servire caldo.

NUTRIZIONE: Calorie: 403 Carboidrati: 0 g Proteine: 48,7 g Grassi: 22 g Zucchero: 0 g Sodio: 228 mg

RICETTE PEL DESSERT

39. Tramezzino cannella e vaniglia

Tempo di preparazione: 5 minuti

Tempo di cottura: 5 minuti

Porzioni: 6

INGREDIENTI:

- 2 cucchiaini pepe
- 1 ½ cucchiaino estratto di vaniglia
- 1 ½ cucchiaino cannella
- ½ cucchiaio dolcificante a scelta
- 1 cucchiaio olio di cocco
- 12 fette di pane integrale

INDICAZIONI:

1. Sciogliere l'olio di cocco e mescolare con il dolcificante fino a quando non si scioglie. Mescolare gli ingredienti rimanenti meno il pane fino a incorporarli.
2. Distribuire il composto sul pane, coprendo tutta la superficie. Mettere i pezzi di pane ricoperti nella friggitrice ad aria.
3. Cuocere 5 minuti a 200°C.

4. Rimuovere e tagliare in diagonale. Gustare!

NUTRIZIONE: Calorie: 124 Grassi: 2 g Proteine: 0 g Zuccheri: 4 g

40. Gnocchi di mele

Tempo di preparazione: 15 minuti

Tempo di cottura: 25 minuti

Porzioni: 4

INGREDIENTI:

- 2 cucchiai olio di cocco fuso
- 2 sfoglie di pasta sfoglia
- 1 cucchiaio zucchero di canna
- 2 cucchiai uva passa
- 2 mele piccole a scelta

INDICAZIONI:

1. Assicurarsi che la friggitrice ad aria sia preriscaldata a 200°C.
2. Sbucciare le mele e mescolarle con l'uvetta e lo zucchero.
3. Mettere un po' di miscela di mele in fogli di pasta sfoglia e spennellare i lati con olio di cocco sciolto.
4. Mettere nella friggitrice ad aria. Cuocere 25 minuti, girando a metà cottura. Sarà cotto quando sarà dorato.

NUTRIZIONE: Calorie: 367 Grassi: 7 g Proteine: 2 g Zucchero: 5 g

41. Torta al cioccolato per friggitrice ad aria

Tempo di preparazione: 5 minuti

Tempo di cottura: 35 minuti

Porzioni: 8-10

INGREDIENTI:

- ½ cucchiaio acqua calda
- 1 cucchiaino vaniglia
- ¼ cucchiaio olio d'oliva
- ½ cucchiaio latte di mandorla
- 1 uovo
- ½ cucchiaino sale
- ¾ cucchiaino bicarbonato di sodio
- ¾ cucchiaino lievito in polvere
- ½ cucchiaio cacao amaro in polvere
- 2 cucchiai farina di mandorle
- 1 cucchiaio zucchero di canna

INDICAZIONI:

1. Preriscaldare la friggitrice ad aria a 200°C.
2. Mescolare insieme tutti gli ingredienti secchi. Quindi incorporare gli ingredienti bagnati. Aggiungere l'acqua calda per ultima.
3. La pastella sarà sottile, nessun problema.

4. Versare la pastella per dolci in una padella adatta alla friggitrice. Coprire con un foglio e fare dei buchi nella carta stagnola.
5. Cuocere 35 minuti.
6. Gettare la pellicola e cuocere per altri 10 minuti.

NUTRIZIONE: Calorie: 378 Grassi: 9 g Proteine: 4 g Zucchero: 5 g

42. Ciambelle semplici

Tempo di preparazione: 5 minuti

Tempo di cottura: 5 minuti

Porzioni: 8

INGREDIENTI:

- Pizzico di pimento
- 4 cucchiai zucchero di canna scuro
- ½ - 1 cucchiaino cannella
- ⅓ cucchiaio dolcificante granulato
- 3 cucchiai olio di cocco fuso
- 1 scatola di biscotti

INDICAZIONI:

1. Mescolare insieme pimento, zucchero, dolcificante e cannella.
2. Estrarre i biscotti dalla lattina e con un tagliabiscotti circolare, tagliare i fori dai centri e metterli nella friggitrice ad aria.
3. Cuocere 5 minuti a 200°C. Man mano che i lotti sono cotti, usare un pennello per rivestire con olio di cocco sciolto e immergerli ciascuno nella miscela di zucchero.
4. Servire caldo!

NUTRIZIONE: Calorie: 209 Grassi: 4 g Proteine: 0 g Zuccheri: 3 g

43. Soufflé al cioccolato per due

Tempo di preparazione: 15 minuti

Tempo di cottura: 14 minuti

Porzioni: 2

INGREDIENTI:

- 2 cucchiai farina di mandorle
- ½ cucchiaino vaniglia
- 3 cucchiai dolcificante
- 2 uova separate
- ¼ cucchiaio olio di cocco fuso
- 85g di cioccolato semidolce tritato

INDICAZIONI:

1. Spennellare l'olio di cocco e il dolcificante sugli stampini.
2. Sciogliere l'olio di cocco e il cioccolato insieme. Sbattere bene i tuorli, aggiungendo la vaniglia e il dolcificante. Incorporare la farina e assicurarsi che non ci siano grumi.
3. Preriscaldare la friggitrice ad aria a 150°C.
4. Montare gli albumi fino a quando non raggiungono il livello massimo e incorporarli nella miscela di cioccolato.

5. Versare la pastella negli stampini e metterla nella friggitrice.
6. Cuocere 14 minuti.
7. Servire con zucchero a velo spolverato sopra.

NUTRIZIONE: Calorie: 238 Grassi: 6 g Proteine: 1 g Zucchero: 4 g

44. Torta di mele

Tempo di preparazione: 5 minuti

Tempo di cottura: 8 minuti

Porzioni: 6

INGREDIENTI:

- 425g di ripieno per torta di mele senza zucchero aggiunto
- 1 crosta acquistata in negozio

INDICAZIONI:

1. Disporre la crosta di torta e affettarla in quadrati di uguali dimensioni.
2. Mettere 2 cucchiai. Riempire ogni quadrato e sigillare la crosta con una forchetta.
3. Mettere nella friggitrice ad aria. Cuocere 8 minuti a 200°C fino a quando non saranno di colore dorato.

NUTRIZIONE: Calorie: 278 Grassi: 10 g Proteine: 5 g Zuccheri: 4 g

RICETTE PER SPUNTINI

45. Focacce integrali

Tempo di preparazione: 10 minuti

Tempo di cottura: 20 minuti

Porzioni: 2

INGREDIENTI:

- 2 giri di pita integrale
- ¼ di tazza di salsa marinara a basso contenuto di sodio
- 1 tazza di spinaci baby in foglie (30g)
- 30g mozzarella parzialmente scremata (circa ¼ di tazza)
- 1 spicchio d'aglio piccolo tagliato a fettine sottili
- 1 pomodorino piccolo tagliato in 8 fette
- 7g parmigiano Reggiano a scaglie (circa 1 cucchiaio)

INDICAZIONI:

1. Disporre la focaccia su un piano di lavoro.
2. Distribuire uniformemente la salsa marina sul lato rivolto verso l'alto. Aggiungere metà delle

foglie di spinaci, i formaggi, l'aglio e le fette di pomodoro come condimento.

3. Trasferire ogni focaccia nel cestello della friggitrice ad aria e lasciare cuocere a 200°C per circa 4-5 minuti o fino a quando non si sarà sciolto il formaggio.
4. Fare lo stesso per le altre focacce.

NUTRIZIONE: Calorie: 300 Grassi: 10 g Proteine: 33 g Zuccheri: 9 g

46. Hot dog semplici

Tempo di preparazione: 10 minuti

Tempo di cottura: 15 minuti

Porzioni: 4

INGREDIENTI:

- 4 panini da hot dog
- 4 hot dog

INDICAZIONI:

1. Assicurarsi che la friggitrice ad aria sia preriscaldata a 200°C.
2. Spostare i panini per hot dog nel cestello della friggitrice ad aria e lasciare cuocere per 2 minuti.
3. Mettere i panini cotti su un piatto.
4. Sostituire i panini con gli hot dog e lasciare cuocere per 3 minuti.
5. Ritirare e disporre nello stesso piatto dei panini.
6. Servire.

NUTRIZIONE: Calorie: 190 Grassi: 7 g Proteine: 29 g Zuccheri: 13 g

47. Palline di pasta di formaggio feta

Tempo di preparazione: 10 minuti

Tempo di cottura: 25 minuti

Porzioni: 8

INGREDIENTI:

- L'impasto della pizza rimanente ottiene la ricetta qui
- 1 cucchiaio yogurt greco
- 60g formaggio morbido
- 1 cucchiaino di senape
- 1 cucchiaino di purea di aglio
- 1 cucchiaio olio d'oliva
- 2 cucchiaini di rosmarino
- Sale e pepe nero macinato a piacere
- 60g formaggio feta

INDICAZIONI:

1. Dopo aver tolto dal frigorifero, lasciare che l'impasto della pizza ad acclimatarsi a temperatura ambiente in modo che sia facile lavorarlo.
2. Unire l'impasto con un po' di farina e impastare per un po'. Questo rende l'impasto

morbido e gli conferisce la sensazione di pasta locale. Mettere da parte.

3. In una ciotola pulita, unire tutti gli ingredienti (tranne la feta e l'impasto). Mescolare bene per formare una pasta cremosa.

1. 4.Fare 8 pezzi di uguali dimensioni dall'impasto e appiattire ogni pezzo come una frittella.

4. Ricoprire ogni pezzo piatto con circa ⅓ di cucchiaino della miscela degli ingredienti. Ora aggiungere un quadratino di feta e sigillarlo.
5. Ripetere la stessa procedura per gli altri sette pezzi appiattiti, in modo da avere 8 belle palline.
6. Trasferirle ora nella friggitrice ad aria e lasciarle cuocere per 10 minuti a 200°C.
7. Ridurre la fiamma a 150°C e lasciare cuocere per altri 5 minuti.

NUTRIZIONE: Calorie: 245 Grassi: 2 g Proteine: 18 g Zuccheri: 1,3 g

48. Cannucce di formaggio croccanti senza farina

Tempo di preparazione: 20 minuti

Tempo di cottura: 50 minuti

Porzioni: 8

INGREDIENTI:

- 120g avena senza glutine
- 1 cavolfiore grande
- 1 uovo grande
- 170g formaggio parmigiano
- 1 cipolla rossa sbucciata e tagliata a dadini sottili
- 1 cucchiaino di senape
- 1 cucchiaino di erbe miste
- Sale e pepe nero macinato a piacere

INDICAZIONI:

1. Inserire e frullare l'avena in un robot da cucina fino a ottenere l'aspetto di un pangrattato fine.
2. Mettere le cimette di cavolfiore nella pentola a vapore e lasciarle cuocere a vapore per 20 minuti. Subito dopo la cottura a vapore, scolare e lasciare raffreddare le cimette. Sbarazzarsi di

tutta l'acqua in eccesso strizzandola con un canovaccio pulito.

3. Dividere il cavolfiore in 2 e spostare la metà in una ciotola separata, insieme agli altri ingredienti. Mescolare bene fino a formare un impasto e se necessario aggiungere dell'altro cavolfiore per assicurare un composto omogeneo.
4. Attorcigliare il composto in strisce di paglia e trasferirle sulla teglia da forno della friggitrice ad aria.
5. Lasciar cuocere per 10 minuti a 200°C.
6. Cambiare lato e lasciar cuocere per altri 10 minuti a 200°C.
7. Servire.

NUTRIZIONE: Calorie: 109 Grassi: 23 g Proteine: 45 g Zuccheri: 0 g

49. Veggie Wontons

Tempo di preparazione: 10 minuti

Tempo di cottura: 15 minuti

Porzioni: 10

INGREDIENTI:

- Spray da cucina
- ½ tazza di cipolla bianca grattugiata
- ½ tazza di funghi tritati
- ½ tazza di carota grattugiata
- ¾ tazza di peperone rosso tritato
- ¾ tazza di cavolo cappuccio grattugiato
- 1 cucchiaio di salsa al peperoncino
- 1 cucchiaino di aglio in polvere
- Sale e pepe a piacere
- 30 involucri di wonton vegani
- Acqua

INDICAZIONI:

1. Spruzzare l'olio in una padella.
2. Mettere la padella a fuoco medio e cuocere la cipolla, i funghi, la carota, il peperoncino e il cavolo finché non sono teneri.
3. Incorporare la salsa al peperoncino, l'aglio in polvere, il sale e il pepe.

4. Lasciar raffreddare per qualche minuto.
5. Aggiungere una paletta della miscela sopra gli involucri.
6. Piegare e sigillare gli angoli con acqua.
7. Cuocere nella friggitrice ad aria a 150°C per 7 minuti o fino a doratura.

NUTRIZIONE: Calorie 290 Grassi totali 1,5 g Grassi saturi 0,3 g Colesterolo 9 mg Sodio 593 mg Carboidrati totali 58 g Fibre alimentari 2,3 g Zuccheri totali 1,3 g Proteine 9,9 g Potassio 147 mg

50. Chips di patate dolci all'olio d'oliva

Tempo di preparazione: 10 minuti

Tempo di cottura: 20 minuti

Porzioni: 5

INGREDIENTI:

- 3 patate dolci
- 2 cucchiaini di olio extravergine di oliva
- 1 cucchiaino di cannella (opzionale)
- Sale
- Pepe

INDICAZIONI:

1. Tagliare le patate dolci con un pelapatate. Tagliare le patate trasversalmente a fettine sottili. È possibile anche usare una mandolina per affettare le patate in patatine.
2. Mettere le patate dolci in una grande ciotola di acqua fredda per 30 minuti. Questo aiuta a rimuovere l'amido dalle patate dolci, che favorisce la croccantezza.
3. Scolare le patate dolci. Asciugare accuratamente le fette con carta assorbente o tovaglioli.

4. Mettere le patate dolci in un'altra grande ciotola. Aggiungere l'olio d'oliva e spolverare con la cannella, se usata, e aggiustare di sale e pepe. Mescolare per ricoprire completamente.
5. Mettere le fette di patata dolce nella friggitrice ad aria. Va bene impilarli, ma non sovraffollarli. Potrebbe essere necessario cuocere le patatine in due lotti. Cuocere le patate per 10 minuti.
6. Cuocere le patatine per altri 10 minuti.
7. Raffreddare prima di servire.

NUTRIZIONE: Calorie: 94 Grassi totali: 2 g Grassi saturi: 0 g Colesterolo: 0 mg Sodio: 58 mg Carboidrati: 20 g Fibra: 2 g Proteine: 1 g

CPSIA information can be obtained
at www.ICGtesting.com
Printed in the USA
LVHW082008180521
687789LV00002B/162

9 781802 154078